A MONSIEUR DAVENNE,

DIRECTEUR-GÉNÉRAL DE L'ADMINISTRATION DE L'ASSISTANCE PUBLIQUE

à Paris.

RAPPORT

SUR LE TRAITEMENT DES TEIGNES

à l'Hôpital Saint-Louis

PENDANT LE COURS DES ANNÉES 1852, 53 ET 54

PAR

LE DOCTEUR Ernest BAZIN, MÉDECIN DE CET HOPITAL.

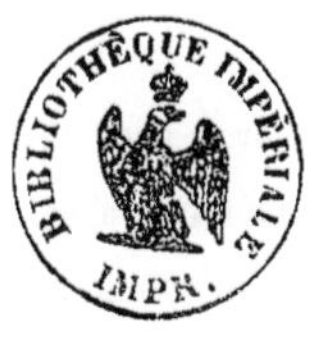

PARIS.

IMPRIMERIE DE SIMONET-DELAGUETTE, rue Sainte-Croix-de-la-Bretonnerie, 48.

JUIN 1854.

Rapport

SUR LE TRAITEMENT DES TEIGNES

A L'HÔPITAL SAINT-LOUIS.

MONSIEUR LE DIRECTEUR,

En 1807, il y a bientôt 50 ans, l'Administration des Hôpitaux de Paris, avait accueilli le procédé des frères MAHON pour la guérison de la teigne, moyennant une assez faible rétribution par tête. [1] Les malades soumis au traitement dit externe venaient, les mercredi et vendredi de chaque semaine, recevoir les soins des frères MAHON.

Il y avait un Médecin de la teigne dont les fonctions se bornaient à constater préalablement l'existence de la maladie et à certifier la guérison.

Les Médecins de l'hôpital Saint-Louis recevaient dans leur service quelques teigneux, mais en général c'était, soit pour servir de sujets d'étude aux nombreux élèves qui suivent les cliniques de cet hôpital, soit pour offrir l'hospitalité à ces malheureux qu'une extrême misère et la crainte de la contagion laissaient sans asile. Ils ne s'occu-

---

[1] De 9 fr. par tête dans le principe, cette rétribution a été d'abord réduite à 7 fr. 80 c. et n'est plus aujourd'hui que de 3 fr.

païent nullement du traitement toujours confié aux frères MAHON pour ces malades comme pour ceux qui restaient à leur domicile.

De temps à autre, il se rencontrait, il est vrai, des Médecins de Saint-Louis et des autres hôpitaux spéciaux, qui impatients de l'inaction à laquelle ils étaient condamnés en présence de l'empirisme triomphant, cherchaient à guérir la teigne et à pénétrer le mystère du procédé MAHON.

Les uns, les plus inexpérimentés sans doute, ont pensé que tout le secret était dans l'administration des soins de propreté. Ils ont attribué les succès des MAHON à ce que ceux-ci pansaient eux-mêmes les enfants, peignaient, pommadaient et entretenaient leur tête avec le plus grand soin : erreur partagée dans tous les temps et sans cesse reproduite !

D'autres imbus de l'idée que, pour la teigne comme pour la gale, tout le problème thérapeutique était la nature de la pommade, ont soumis au creuset et à tous les réactifs chimiques les poudres des frères MAHON. Ils ont cru pouvoir arriver aux mêmes résultats avec des pommades composées d'après la formule supposée de ces poudres ou d'après celle de poudres analogues.

D'autres, enfin, ennemis nés des arcanes, n'ayant qu'un profond mépris pour les poudres et pommades des MAHON n'ont vu, dans leurs cures, qu'un simple résultat de l'épilation. Ils ont épilé, mais partiellement et sans méthode.

Toutes ces idées, en définitive, ont fait éclore des traitements qui mis en pratique n'ont eu que des résultats partiels, incertains et qui devaient tomber devant l'incontestable supériorité de la méthode MAHON.

La science n'avait-elle donc pas fait un pas depuis 50 ans et devait-on toujours être réduit à demander à l'empirisme la cure de cette dégoûtante affection ? Non sans doute.

Des recherches du plus haut intérêt, faites par des hommes d'un mérite éminent, avaient appelé l'attention des observateurs sur la véritable nature des Teignes. En Allemagne, on avait découvert que la teigne n'était autre chose qu'une sorte de moisissure à la surface de la peau, une véritable plante parasite. MM^{rs} GRUBY, LEBERT et Ch. ROBIN en France avaient vérifié ces recherches et confirmé cette opinion par leurs travaux.

Une théorie nouvelle de la teigne devait engendrer un traitement nouveau. Si la teigne est un végétal on doit la guérir par tous les agents qui ont la faculté de détruire le végétal. Les lotions de sublimé, de sulfate et d'acétate de cuivre, etc furent préconisées. Malheureusement le succès ne répondit pas à l'attente des partisans de la théorie nouvelle.

Bien convaincu par mes recherches propres et par celles des observateurs que je viens de citer qu'en effet la teigne était un cryptogame parasite, je me livrai à de nouvelles recherches pour découvrir à quoi tenait l'insuccès de remèdes si bien indiqués par la nature de la maladie. J'acquis bientôt la certitude, que cela tenait uniquement à ce que le siège du mal n'avait pas été parfaitement précisé par les observateurs modernes; que le végétal de la teigne réside non seulement sur la peau en dehors du cheveu, mais encore pénètre plus profondément dans l'étui qui reçoit la racine et jusque dans la substance du cheveu lui-même. [1] Il devenait évident dès lors que pour guérir la teigne il ne fallait pas se borner à faire des lotions sur la peau avec un *solutum parasiticide*; mais, encore, extraire le cheveu malade, afin de pouvoir introduire le même liquide jusque dans l'intérieur des conduits radiculaires et de cette manière atteindre les derniers vestiges de la plante.

J'instituai à l'hôpital Saint-Louis, au commencement de l'année 1852, un traitement de la teigne, établi sur ces idées théoriques; il eut un succès complet.

Mes premières observations, livrées à la publicité, éveillèrent votre attention, Monsieur le DIRECTEUR, et, dans votre constante sollicitude pour tout ce qui intéresse les établissements hospitaliers, vous fîtes prendre un arrêté par lequel 2 infirmiers épileurs étaient mis à ma disposition, 15 lits étaient accordés, au pavillon Saint-Mathieu, aux malades atteints de la teigne, un dispensaire public où les malades du dehors seraient traités d'après ma méthode était ouvert à l'hôpital Saint-Louis. Dix mois bientôt se sont écoulés depuis cette époque, je viens suivant le désir que vous avez exprimé vous rendre compte de ce qui a été fait.

---

(1) J'ai été heureux d'apprendre qu'un de nos plus illustres Micrographes M. Ch. ROBIN était arrivé, dans ses dernières recherches, aux mêmes résultats que moi (HISTOIRE NATURELLE DES VÉGÉTAUX PARASITES QUI CROISSENT SUR L'HOMME ET SUR LES ANIMAUX VIVANTS. — *Paris,* 1853*, pag.* 442.)

L'état nominatif et statistique que j'ai l'honneur de mettre sous vos yeux a été dressé avec la plus grande exactitude; malheureusement il n'est pas complet. Plusieurs malades atteints de teigne, de ceux surtout qui ont été admis dans les premiers temps ne figurent pas sur ce tableau, soit parce que le mal s'est déclaré chez eux pendant leur séjour dans nos salles, soit parce que reçus et inscrits comme scrofuleux, ils étaient en même temps porteurs d'un favus qui n'a pas été noté. Ces omissions ne sauraient en rien atténuer l'importance des résultats obtenus, qui n'en ont pas moins une haute signification comme vous allez en juger, Monsieur le Directeur.

État nominatif et statistique des Malades atteints de la Teigne

TRAITÉS D'APRÈS LA NOUVELLE MÉTHODE

Soit à l'hôpital SAINT-LOUIS, soit au dispensaire de cet établissement,

PENDANT LES ANNÉES **1852, 1853, 1854.**

FAVUS (Hommes.)

Nº d'ordre	Noms & Prénoms.	Age du malade.	Age de la maladie.	Date de l'entrée à l'hôpital, ou de l'admission au dispensaire.	Date de la sortie de l'hôpital, ou de la fin du traitement.	Durée du séjour à l'hôpital.	Durée du traitement de la teigne.	Époque de la constatation de la guérison.	TRAITEMENTS ANTÉRIEURS *Observations.*
1	TURQUIN (Jules)	9 ans	3 ans	5 janvier 1852	14 octobre 1852	9 mois 9 jours	3 mois	15 juin . . 1853	Mort accidentellement (très-belle chevelure.)
2	LASLIER (Oscar)	18 ans	8 ans	16 janvier 1852	13 août 1852	7 mois	6 mois	. . . .	Récidive, ou attaque nouvelle au bout de 14 mois. Il a été traité par les frères MAHON
3	RENAUT	19 ans		16 janvier 1852	30 avril 1852	3 mois 1|2	3 mois	4 mars 1854	
4	AUVRY	14 ans	12 ans	19 janvier 1852	4 août 1852	6 mois 1|2	5 mois	1ᵉʳ février. . 1854	Traité par les frères MAHON, traité par les dames Sᵗ-THOMAS
5	LAUROT (Gustave)	16 ans	7 ans	5 février 1852	1ᵉʳ octobre 1852	8 mois	4 mois	. . . .	Il a été retenu à l'hôpital, après la guérison de la teigne, par une carie des os du tarse.
6	GELÉ (Hippolyte)	13 ans	2 ans	11 mars 1852	24 août 1852	5 mois 1|2	4 mois 1|2	15 mars 1854	
7	GRILLION (Léon)	18 ans	12 ans	15 mars 1852	15 juillet 1852	5 mois	4 mois	15 mars . . 1854	Traité trois fois par les frères MAHON.
8	BLIN (Alexandre)	16 ans		15 avril 1852	10 septembre 1852	5 mois	4 mois 1|2		
9	LECLERC (Jules)	13 ans		25 mars 1852	21 janvier 1852	10 mois	4 mois	. . . .	A gagné la teigne dans la salle, il était atteint de scrofules.
10	BAILLET (Aîné)	13 ans	5 ans	12 novembre 1852	mort de fièvre typhoïde le 4 mars 1853				

N° d'ordre.	Noms & Prénoms.	Age du malade.	Age de la maladie.	Date de l'entrée à l'hôpital ou de l'admission au dispensaire.	Date de la sortie de l'hôpital, ou de la fin du traitement.	Durée du séjour à l'hôpital.	Durée du traitement de la teigne.	Époque de la constatation de la guérison.	TRAITEMENTS ANTÉRIEURS. *Observations.*
11	BAILLET (Émile)	10 ans	5 ans	5 mai 1852	15 mars 1853	10 mois 5 jours	6 mois	. . . .	Retenu à l'hôpital par diverses maladies intercurrentes
12	LACOUR (Alexandre)	9 ans	6 ans	14 mai 1852	20 février 1853	9 mois	8 mois	15 janvier . 1854	Traité par les frères MAHON.
13	GALLERAND (Gustave)	15 ans		21 mai 1852	6 août 1852	2 mois 1⁄2	2 mois	. . . .	
14	PONCELET	17 ans		mars 1852				15 février . . 1854	Traité par les frères MAHON.
15	COCHOIX (Félix)	24 ans		21 mai 1852	31 juillet 1852	2 mois 10 jours	2 mois	15 février 1854	
16	QUIN (Alexandre)	10 ans		24 mai 1852	27 décembre 1852	7 mois 3 jours	6 mois		
17	SOYER (Jean)	14 ans		24 mai 1852	4 octobre 1852	4 mois 10 jours	4 mois		
18	SARDO (François)	16 ans		27 août 1852	23 octobre 1852	1 mois 24 jours	6 sem.		
19	TAILLARD (Alfred)	9 ans		3 septembre 1852	18 juin 1853	9 mois 1⁄2	8 mois		
20	DECOUDIN (Victor)	7 ans	4 ans	3 septembre 1852	1ᵉʳ juillet 1853	9 mois 27 jours	8 mois	. . . .	Cet enfant a été retenu par le choléra et la rougeole, qui ont interrompu le traitement.
21	THOMAS (Auguste)	10 ans	5 ans	28 septembre 1852	10 mars 1853	5 mois 12 jours	4 mois		
22	DAVERDON (Vincent)	12 ans	4 ans	10 septembre 1852	10 mars 1853	6 mois	5 mois		
23	ENFER (Gustave)	15 ans	5 ans	5 octobre 1852	6 mai 1853	7 mois	5 mois 1⁄2	8 juillet 1853	
24	CUVELIER (Henri)	17 ans	12 ans	18 octobre 1852	23 avril 1853	6 mois 5 jours	2 mois 1⁄2	15 octobre . . 1853	Traité huit fois par la calotte ; pendant quatre mois et demi par les frères MAHON. Cinq mois de séjour à l'hôpital St-Louis, où diverses pommades ont été mises en usage.
25	PILLIOT (Joseph)	9 ans		28 septembre 1852	. . . .	. . . .	. . . .	. . . .	Favus général. Enfant adonné à l'onanisme et portant sur le corps un herpès qui favorise l'incessante reproduction du favus.

N° d'ordre.	Noms & Prénoms.	Age du malade.	Age de la maladie.	Date de l'entrée à l'hôpital, ou de l'admission au dispensaire.	Date de la sortie de l'hôpital, ou de la fin du traitement.	Durée du séjour à l'hôpital.	Durée du traitement de la teigne.	Époque de la constatation de la guérison.	Traitements Antérieurs. Observations.
26	AUBRY (Jean)	18 ans	11 ans	8 octobre 1852	3 décembre 1852	2 mois 22 jours	2 mois 1|2	14 mars . . 1854	Traité pendant un an par les frères Mahon. Traité par M. Cazenave, dans le service duquel il est resté onze mois.
27	DAREAU (Brice)	18 ans	16 ans	29 avril 1852	1er octobre 1852	5 mois	5 mois	. . . .	Favus du cuir chevelu et de la face.
28	DECOUDIN (Louis-Hyacint.)	18 ans	15 ans	26 novembre 1852	1er juillet 1853	7 mois	4 mois	. . . .	Teigne des plus invétérées. Il est resté pendant un an dans le service de M. Devergie, et, sans doute, a été renvoyé comme guéri.
29	DELALANNE (Louis)	19 ans	11 ans	17 janvier 1853	27 mai 1853	4 mois 10 jours	3 mois	15 février . . 1854	Il a suivi pendant huit mois le traitement des frères Mahon. Traité en 49 et 50 à l'hôpital Saint-Louis, sans succès.
30	MADOULEAU (Martial)	23 ans	11 ans	21 janvier 1853	10 juin 1853	4 mois 11 jours	3 mois	15 mars . . 1854	Les trois frères Madouleau font partie d'une famille de teigneux. Ils ont subi divers traitements antérieurs.
31	MADOULEAU (Jean-Baptiste)	18 ans	11 ans	11 février 1853	9 octobre 1853	8 mois	7 mois	15 mars . . 1854	
32	MADOULEAU (Léonard)	15 ans	10 ans	1er juillet 1853	6 janvier 1854	6 mois 6 jours	5 mois	15 mars . . 1854	
33	BERTHIER (Hippolyte)	11 ans	6 ans	28 février 1853	20 juillet 1853	4 mois 20 jours	2 mois 1|2	15 mars . . 1854	Il a subi 25 fois la calotte.
34	GUILLEMARD (Claude)	18 ans	5 ans	18 mars 1853	5 août 1853	4 mois 5 jours	5 mois	15 mars . . 1854	Pendant cinq mois le traitement des frères Mahon. Séjour de plusieurs mois, à Saint-Louis, en 1851.
35	GAY (Bélonie)	11 ans	3 ans	25 mars 1853	31 octobre 1853	7 mois	6 mois	15 février . . 1854	
36	LACOUR (George)	11 ans		5 avril 1853	4 juillet 1853	3 mois	2 mois 1|2	15 février . . 1854	
37	PERROCHE	16 ans	15 ans 1|2	14 avril 1853	10 septembre 1853	4 mois 26 jours	3 mois	. . . .	Il a suivi le traitement des frères Mahon, a fait un séjour de six mois dans le service de M. Bouvier.
38	BAQUET (Jules)	6 ans 1|2	2 mois	1er février 1853	mort le 8 septembre 1853.	7 mois 8 jours	1 mois	1er septembre 1853	Teigne contractée dans la salle. Mort de variole.

Nº d'ordre.	Noms & Prénoms.	Age du malade.	Age de la maladie.	Date de l'entrée à l'hôpital, ou de l'admission au dispensaire.	Date de la sortie de l'hôpital, ou de la fin du traitement.	Durée du séjour à l'hôpital.	Durée du traitement de la teigne.	Époque de la constatation de la guérison.	TRAITEMENTS ANTÉRIEURS. Observations.
39	GINAUX (Jean)	11 ans	10 ans	9 mai 1853	26 novembre 1853	5 mois 1|2	4 mois		
40	GINAUX (Auguste)	5 ans	5 ans	10 mai 1853	14 janvier 1854	8 mois	4 mois	. . . . . .	Cet enfant a été retenu à l'hôpital par la rougeole et d'autres maladies intercurrentes.
41	BOUCHARD (Auguste)	16 ans	6 ans	27 mai 1853	23 septembre 1853	3 mois 26jours	2 mois	. . . . . .	Divers traitements empiriques.
42	PRONTEAU (Jules)	16 ans	3 ans	6 juin 1853	30 septembre 1853	3 mois 24jours	2 mois 1|2	25 février.. 1854	Il a suivi pendant dix-huit mois le traitement de M. VACONSIN, et est venu pendant six semaines au dispensaire, avant d'entrer à l'hôpital.
43	VILLECOCQ (Constant)	15 ans		9 juin 1853	14 octobre 1853	4 mois 5 jours	2 mois 1|2		
44	FOUCART (Eugène)	17 ans		8 juillet 1853	20 septembre 1853	2 mois 12jours	1 mois 1|2		
45	FOUCRY (Eugène)	15 ans		5 août 1853	13 janvier 1854	5 mois 8 jours	4 mois		
46	DIDIER (François)	16 ans		5 août 1853	13 janvier 1854	5 mois 8 jours	4 mois		
47	MULLER (Nicolas)	14 ans	8 ans	2 septembre 1853	17 novembre 1853	2 mois 1|2	2 mois	25 février... 1854	Traité pendant un au par les frères MAHON, à l'hôpital des Enfants, a suivi un mois le traitement externe.
48	COUVELARE (Félicien)	17 ans		12 août 1853	11 novembre 1853	3 mois	2 mois	25 février.. 1854	A suivi dix jours le traitement externe.
49	HAMOT (Louis)	9 ans	8 ans	5 septembre 1853	16 mars 1854	6 mois 11jours	5 mois		
50	HAMOT (Jules)	11 ans	10 ans	8 septembre 1853	16 mars 1854	6 mois 8 jours	5 mois		
51	CUFAY (Charles)	14 ans		13 septembre 1853	6 janvier 1854	3 mois 19jours	2 mois	26 février 1854	
52	GROSSET (Théophile)	12 ans	7 ans	27 septembre 1853	3 février 1854	4 mois 6 jours	4 mois	25 février . 1854	Traitement des frères MAHON pendant 18 mois. Il a suivi pendant un mois notre traitement au dispensaire.

N° d'ordre.	Noms & Prénoms.	Age du malade.	Age de la maladie.	Date de l'entrée à l'hôpital, ou de l'admission au dispensaire.	Date de la sortie de l'hôpital, ou de la fin du traitement.	Durée du séjour à l'hôpital.	Durée du traitement de la teigne.	Époque de la constatation de la guérison.	TRAITEMENTS ANTÉRIEURS. *Observations.*
53	LEDIEU (Charles)	17 ans	10 ans	5 octobre 1853	13 janvier 1854	3 mois 8 jours	2 mois 1|2	1er avril . . 1854	Six mois le traitement MAHON. Quatre mois dans le service de M. CAZENAVE à l'hôpital Saint-Louis.
54	SAULNIER (Prosper)	12 ans	6 ans	21 octobre 1853	1er mars 1854	4 mois 7 jours	4 mois	. . . .	A suivi six semaines le dispensaire de Saint-Louis.
55	BRETTE (Auguste)	9 ans	6 ans	24 octobre 1853	18 janvier 1854	2 mois 24 jours	2 mois 1|2	. . . .	Six semaines le dispensaire de Saint-Louis.
56	DUCHESNE (Pierre)	22 ans		11 novembre 1853	17 janvier 1854	2 mois 6 jours	2 mois		
57	GERBEAUD (Jean-Joseph)	16 ans							
58	PERROT (Célestin)	13 ans		13 novembre 1853	9 décembre 1853	27 jours	2 mois 5 jours	. . . .	Un mois le dispensaire de Saint-Louis.
59	ALLAIN (Louis)	12 ans		14 novembre 1853			3 mois 1|2		
60	DION (Aimé-Zéphir)	13 ans		14 novembre 1853					
61	BABLIN (Théodore)	21 ans		6 janvier 1854					
62	LEROY (Zéphir)	22 ans		13 janvier 1854					
63	LEDIEU (Jacq.-Auguste)	15 ans		20 janvier 1854					
64	ALLAIN (Louis)	17 ans	16 ans	24 février 1854					
65	COSTE (Hippolyte)	11 ans	10 ans	6 janvier 1854	. . . .	. . .	. . .	. . . .	Traitement des MAHON deux ans.
66	VERRIÈRES	21 ans		13 janvier 1854	. . . .	. .	. .	. . . .	Atteint de lupus et de teigne.
67	PLESSIER (Henri)	14 ans		10 mars 1854					
68	AYOLY (Angelo)	16 ans	1 an	17 mars 1854					
69	LEGAY (Napoléon)	15 ans	8 ans	10 mars 1854	. . . .	. . .	. . .	. . . .	Traitement des MAHON pendant trois mois.
70	FONTAINE (Joseph)	11 ans	6 ans	10 mars 1854					**

Nº d'ordre.	Noms & Prénoms.	Age du malade.	Age de la maladie.	Date de l'entrée à l'hôpital ou de l'admission au dispensaire.	Date de la sortie de l'hôpital, ou de la fin du traitement.	Durée du séjour à l'hôpital.	Durée du traitement de la teigne.	Époque de la constatation de la guérison.	TRAITEMENTS ANTÉRIEURS. Observations.
71	COLLET (Théophile)	18 ans	9 ans	19 mars 1854					
72	APPERT (Aristide)	19 ans		7 juin 1853	14 juillet 1853	1 mois 7 jours	1 mois	15 mars 1854	
73	VIDAL (Marie)	11 ans		28 janvier 1854					
74	MERCIER (Louis)	22 ans	20 ans	6 janvier 1854	17 mars . . 1854	. . .	. . .	. . . .	Veilleur dans le service de M. CAZENAVE.
75	MEUNIER (Jules)	3 ans 1/2	2 mois	28 mai 1853	1er octobre 1853		4 mois	25 février . . 1854	N'a été traité qu'au dispensaire.
76	BAILLY (Jules)	5 ans	1 an	11 juin 1853	10 octobre 1853		3 mois	25 février 1854	
77	LEVENT (Eugène)	4 ans		12 juillet 1853	1er décembre 1853		4 mois	25 février 1854	
78	KERMES (Adolphe)	2 ans	1 an	22 juillet 1853	10 septembre 1853		2 mois	25 février 1854	
79	ASSOIGNON (Victor)	14 ans 1/2	4 ans	2 décembre 1853	. . . .	. . .	. . .	. . . .	Épilé une fois seulement ; il ne vient plus au dispensaire.
80	LEMEUNIER	8 ans 1/2		8 septembre 1853	8 décembre 1853		3 mois	25 février 1854	
81	MARSEILLE (Justin)	16 ans	2 mois	5 novembre 1853	5 février 1853		3 mois	25 février 1854	
82	HENRIET (Charles)	11 ans	15 mois	18 novembre 1853	1er février 1853		2 mois 1/2	25 février 1854	
83	BRÉARD (Jean)	11 ans	1 an	25 novembre 1853	1er février 1853		2 mois 1/2	25 février 1854	
84	DUFOUR (Victor)	4 ans	1 an	3 février 1854					
85	BÉLIÈRE (Alexandre)	6 ans 1/2	4 ans	3 février 1854					
86	JEANNOT (Auguste)	8 ans	6 mois	10 février 1854	. . . .	. . .	. . .	. . . .	A suivi le traitement MAHON un mois.
87	LEFÈVRE (Nicolas)	17 ans	5 ans	24 février 1854					
88	ROSYE (François)	16 ans		2 août 1853	12 janvier 1854	4 mois 10 jours	3 mois	. . . .	Trois fois la calotte .
89	MAUGUÉ (Jean-Baptiste)	10 ans	5 ans	10 mars 1854					

N° d'ordre.	Noms & Prénoms.	Age du malade.	Age de la maladie.	Date de l'entrée à l'hôpital, ou de l'admission au dispensaire.	Date de la sortie de l'hôpital, ou de la fin du traitement.	Durée du séjour à l'hôpital.	Durée du traitement de la teigne.	Époque de la constatation de la guérison.	TRAITEMENTS ANTÉRIEURS. *Observations.*
90	JOUSSE (Alfred)	8 ans	7 ans	3 mars 1854					
91	CROSATIER (Antoine)	6 ans	4 ans	10 mars 1854					
92	GENNERAT (Joseph-Albert)	6 ans	5 ans	24 mars 1854	. . . . . .	. . .	. . .	. . . . . .	A suivi le traitement MAHON pendant deux ans.
93	RONSEN (Edouard)	18 ans	15 ans	17 mars 1854					
94	GUÉRIN (Alfred)	7 ans 1[2	1 an	31 mars 1854					
95	THÉVENOT (Titus)	9 ans	7 ans	5 avril 1854					
96	GUEL (Jean)	15 ans	15 mois	4 avril 1854					
97	LUNEL (Victor)	2 ans 1[2	4 mois	7 avril 1854					

FAVUS (Femmes.)

N° d'ordre	Noms & Prénoms.	Age du malade.	Age de la maladie.	Date de l'entrée à l'hôpital, ou de l'admission au dispensaire.	Date de la sortie de l'hôpital, ou de la fin du traitement.	Durée du séjour à l'hôpital.	Durée du traitement de la teigne.	Époque de la constatation de la guérison.	TRAITEMENTS ANTÉRIEURS *Observations.*
1	LELIÈVRE (Joséphine)	18 ans	10 ans	29 décembre 1852	30 juillet 1853	7 mois	5 mois 1[2	25 février.. 1854	Fille idiote, a suivi à deux reprises, le traitement MAHON pendant un an à l'Enfant-Jésus.

N° d'ordre.	Noms & Prénoms.	Age du malade.	Age de la maladie.	Date de l'entrée à l'hôpital, ou de l'admission au dispensaire.	Date de la sortie de l'hôpital, ou de la fin du traitement.	Durée du séjour à l'hôpital.	Durée du traitement de la teigne.	Époque de la constatation de la guérison.	TRAITEMENTS ANTÉRIEURS. *Observations.*
2	GAY (Virginie)	15 ans	3 ans	18 mars 1853	15 janvier 1854	10 mois	8 mois	. . . .	Le papier chimique, appliqué sur la tête après la première épilation, a déterminé une éruption confluente de pustules et nui à la reproduction des cheveux.
3	LAPALISSE (Adolphine)	10 ans	3 ans	24 mars 1853	28 juin 1853	3 mois	2 mois		
4	LEFÈVRE (Adèle)	15 ans		31 août 1853	9 décembre 1853	3 mois 9 jours	2 mois 1|2	1er mars 1854	
5	FRANCINE (Julie)	6 ans	5 ans						
6	CHARRIER (Annette)	20 ans		12 août 1853	. . . .	. . .	. . .	. . . . .	Scrofule et teigne. Guérie depuis longtemps de la teigne ; retenue à l'hôpital par les engorgements scrofuleux.
7	DURIN (Maria)	14 ans		24 septembre 1853	. . . .	. . .	. . .	. . . . .	Traitée pendant neuf mois par les MAHON.
8	DEMANDRE (Thérèse)	18 ans	5 ans	16 décembre 1853	22 mars 1854	3 mois 6 jours	3 mois	. . . . .	Traitée à notre dispensaire pendant quinze jours.
9	FONTAINE (Marie)	20 ans		9 janvier 1854	. . . .	. . .	. . .	. . . . .	Six mois dans le service de M. HARDY, sans aucun résultat.
10	LÉPINE (Aimable)	12 ans							
11	DAVID (Eléonore)	10 ans	3 mois	4 juin 1853	26 novembre 1853		4 mois 1|2	25 février. 1853	
12	MONTIGNY (Marie)	10 ans	6 mois	18 juin 1853	7 janvier 1854		6 mois 7 jours	25 février 1854	
13	BAILLY (Ernestine)	10 ans	3 mois	10 juillet 1853			2 mois 7 jours	25 février 1854	
14	MONTIGNY (Eugénie)	13 ans 1|2	2 mois	20 août 1853	27 octobre 1853				
15	SOUDAIN (Alphonsine)	12 ans 1|2	5 ans	27 août et 9 septembre 1853	20 février 1854	5 mois 11 jours	5 mois		
16	REVERS (Mathilde)	9 ans 1|2	15 mois	30 juin 1853				1er mars 1854	

TEIGNES TONDANTES (Garçons.)

N° d'ordre.	Noms & Prénoms.	Âge du malade.	Âge de la maladie.	Date de l'entrée à l'hôpital, ou de l'admission au dispensaire.	Date de la sortie de l'hôpital, ou de la fin du traitement.	Durée du séjour à l'hôpital.	Durée du traitement de la teigne.	Époque de la constatation de la guérison.	Traitements antérieurs. *Observations.*
1	DARRAS (Eugène)	11 ans 1/2	4 mois	16 août 1852	15 décembre 1852		4 mois	25 décembre 1853	
2	PIERRON (Eugène)	10 ans		14 février 1853			4 mois	1er mars 1854	Guéri depuis le mois de mai 1853. Il n'est resté dans le service que pour la maladie scrofuleuse. C'est pendant son séjour à Saint-Louis qu'il a été atteint de la teigne,
3	BUISSON (Charles)	14 ans	7 mois	11 mars 1853	1er septembre 1853	5 mois 1/2		Guéri	
4	AUBRY (Félix)	2 ans 1/2	3 mois	13 mai 1853				1er mars 1854	
5	DAVID (Charles)	8 ans	4 mois	9 juin 1853	6 octobre 1853		3 mois 3 jours	1er mars 1854	
6	BONSENS (Ernest)	7 ans	2 mois	13 mai 1853	24 novembre 1853	1 mois	5 mois	1er mars 1854	
7	CAMUS (Henri)	11 ans	1 an	2 juin 1853	8 septembre 1853	8 jours	3 mois 5 jours	1er mars 1854	Traité pendant huit mois par les frères Mahon.
8	CHENU (Arthur)	16 ans	6 ans	4 juin 1853				1er mars 1854	
9	DUMONT (Edouard)	7 ans	1 mois	18 juin 1853					
10	BUISSON (Emile)	9 ans	1 an	5 juillet 1853	6 septembre 1853		2 mois	1er mars 1854	
11	DENIS (Alexandre)	7 ans		25 août 1853	20 septembre 1853			1er mars 1854	Trois mois aux enfants malades.
12	BERTHELOT (Antoine)	11 ans	2 ans	6 septembre 1853	. . . . . .	. . .	. . .	. . . . . .	Sept mois à l'hôpital des Enfants. Vient irrégulièrement au pansement.
13	ISABAL (Louis)	8 ans 1/2	18 mois	16 septembre 1853	10 novembre 1853		1 mois 24 jours	1er mars 1854	
14	PRAT (Paul)	3 ans 1/2	6 semaines	16 septembre 1853	4 février 1855		4 mois 1/2		

N° d'ordre.	Noms & Prénoms.	Age du malade.	Age de la maladie.	Date de l'entrée à l'hôpital, ou de l'admission au dispensaire.	Date de la sortie de l'hôpital, ou de la fin du traitement.	Durée du séjour à l'hôpital.	Durée du traitement de la teigne.	Époque de la constatation de la guérison.	Traitements Antérieurs. Observations.
15	CORMIÈRES (Etienne)	3 ans	18 mois	24 septembre 1853	. . . .	. . .	. . .	. . . .	Maladie intercurrente qui a interrompu le traitement.
16	PÉRINELLE (Athanase)	9 ans 1|2	6 mois	30 septembre 1853	. . . .	. . .	. . .	. . . .	Vient irrégulièrement au pansement.
17	CHARLOT (Léon)	11 ans 1|2	1 mois	1er octobre 1853	. . . .	. . .	. . .	. . . .	Guéri, non constaté.
18	MÉDARD (Léon)	6 ans	5 mois	18 octobre 1853					
19	MÉDARD (Eugène)	8 ans 1|2	1 an	18 octobre 1853	15 février 1854		4 mois	1er mars 1854	
20	LEMOINE (Eugène)	12 ans	2 mois	17 février 1854					
21	LEFÈVRE (Henri)	6 ans	6 mois	29 avril 1853			3 mois	1er mars 1854	
22	JACQUÉS (Auguste)	4 ans	2 mois	17 mars 1854					
23	JACQUÉS (Jules)	6 ans	15 mois	17 mars 1854					
24	AUB... (Henri)	9 ans	6 mois				3 mois	1er mars 1854	
25	AUB... (Jacques)	7 ans	6 mois				3 mois	1er mars 1854	

TEIGNES TONDANTES (Filles.)

N° d'ordre.	Noms & Prénoms.	Age du malade.	Age de la maladie.	Date de l'entrée à l'hôpital, ou de l'admission au dispensaire.	Date de la sortie de l'hôpital, ou de la fin du traitement.	Durée du séjour à l'hôpital.	Durée du traitement de la teigne.	Époque de la constatation de la guérison.	Traitements Antérieurs. Observations.
1	DUMONT (Irma)	3 ans	1 mois	22 juillet 1853	24 novembre 1853		3 mois	1er mars 1854	
2	MORANT (Léonie)	6 ans	5 mois	9 décembre 1853	1er mars 1854	. . .	. . .	. . . .	Guérie, non constatée, a suivi le traitement *très-irrégulièrement.*
3	FLICOTEAU (Maria)	10 ans 1|2	1 an	10 juillet 1853		. . .	. . .	. . . .	Cette enfant n'est venue que trois fois au traitement externe ; sa mère l'a conduite chez les MAHON, rue du Pas-de-la-Mule ; elle n'est pas encore guérie.

TEIGNES ACHROMATEUSES ET DÉCALVANTES.

ACHROMATEUSES.

N° d'ordre.	Noms & Prénoms.	Age du malade.	Age de la maladie.	Date de l'entrée à l'hôpital ou de l'admission au dispensaire.	Date de la sortie de l'hôpital, ou de la fin du traitement.	Durée du séjour à l'hôpital.	Durée du traitement de la teigne.	Époque de la constatation de la guérison.	TRAITEMENTS ANTÉRIEURS. *Observations.*
1	RAVIEZ (Pierre)	40 ans	3 ans	19 mars 1853	26 juin 1853	3 mois 7 jours	3 mois	15 mars 1854	Divers traitements empiriques.
2	B......ER	36 ans	18 mois				3 mois	15 mars 1854	
3	CHATEAU	30 ans	20 ans	16 janvier.. 1854	. . . .	. . .	. . .	. . . . . .	Coexistence de la teigne achromateuse et de la mentagre. Le malade porte l'une et l'autre affection.
4	DUCASTEL	36 ans	indéterminé						

DÉCALVANTES.

N° d'ordre.	Noms & Prénoms.	Age du malade.	Age de la maladie.	Date de l'entrée à l'hôpital ou de l'admission au dispensaire.	Date de la sortie de l'hôpital, ou de la fin du traitement.	Durée du séjour à l'hôpital.	Durée du traitement de la teigne.	Époque de la constatation de la guérison.	TRAITEMENTS ANTÉRIEURS. *Observations.*
1	BLONDEAU (Louis)	33 ans	8 mois	8 octobre 1852	. . . .	. .	. .	. . . .	Entré dans le service de M. DEVERGIE. (Décalvante générale.)
2	HAG..... (Juliette)	24 ans	4 ans	15 janvier 1852				15 mars 1854	Parfaitement guérie, les cheveux sont repoussés noirs, et tranchent sur les cheveux non tombés, qui sont châtains.
3	BLANCHARD	24 ans	8 mois	20 janvier 1854 .	. . . .	. .	. .	. . . .	En bonne voie de guérison, les sourcils, les cils et les cheveux, repoussent parfaitement beaux.

N° d'ordre.	Noms & Prénoms.	Age du malade.	Age de la maladie.	Date de l'entrée à l'hôpital, ou de l'admission au dispensaire.	Date de la sortie de l'hôpital, ou de la fin du traitement.	Durée du séjour à l'hôpital.	Durée du traitement de la teigne.	Époque de la constatation de la guérison.	Traitements Antérieurs. *Observations.*
17	HENRIET (Marie)	9 ans	9 mois	25 novembre 1853					
18	GIMALAC (Julie)	15 ans	3 ans	2 décembre 1853					
19	DOTTER (Séraphine)	14 ans	4 ans	16 décembre 1853					
20	DOTTER (Thérèse)	12 ans	4 ans	16 décembre 1853					
21	LOUVET (Anna)	9 ans	2 ans	14 janvier 1854	. . . .	. . .	. .	. . . . . .	Épilée pendant six mois par le Dr SELLE, qui a mal appliqué le traitement.
22	LEJEUNE (Marie)	8 ans	6 ans	24 février 1854	. . . .	. . .	. . .	. . . . . .	Trois mois à l'Enfant-Jésus, salle Sainte-Luce, 14.
23	MALAISÉ (Alexandrine)	18 ans	15 ans	3 mars 1854	. . . .	. . .	. .	. . . . . .	Épilée plusieurs fois chez elle.
24	KREMER (Estelle)	6 ans	4 mois	3 mars 1854					
25	VALENCOURT (Joséphine)	15 ans	14 ans	10 mars 1854					
26	CHAMBOURDON (Eugénie)	15 ans	2 ans	10 mars 1854	. . . .	. . .	. .	. . . . . .	Trois mois à l'hôpital St-Antoine, salle Sainte-Thérèse, n. 6.
27	NOEL (Maria)	15 ans	3 ans	17 mars 1854					
28	GODARD (Sophie)	6 ans 1|2	1 an	17 mars 1854					
29	GODARD (Henriette)	16 ans 1|2	1 an	17 mars 1854					
30	TROUILLET (Julie)	16 ans	15 mois	1er avril 1854					

MENTAGRES.

N° d'ordre	Noms & Prénoms.	Age du malade.	Age de la maladie.	Date de l'entrée à l'hôpital ou de l'admission au dispensaire.	Date de la sortie de l'hôpital ou de la fin du traitement.	Durée du séjour à l'hôpital.	Durée du traitement de la teigne.	Époque de la constatation de la guérison.	TRAITEMENTS ANTÉRIEURS. Observations.
1	BLOTTIAU (Étienne)	39 ans	10 ans	10 septembre 1852	15 octobre 1852	25 jours	8 jours	15 janvier 1853	Divers traitements : caustiques, etc., etc.
2	TÉTARD	50 ans	14 mois	29 mai 1852	18 juin 1852	19 jours	8 jours	15 janvier 1853	Une attaque de delirium tremens, survenue pendant son séjour à l'hôpital, l'a retenu plus longtemps dans nos salles.
3	DUVAL (Auguste)	25 ans	6 ans	14 juillet 1852	30 juillet 1852	16 jours	8 jours		
4	BAULANT		6 ans	9 juillet 1852	16 juillet 1852		1 jour	15 décembre 1852	
5	X....	37 ans	2 ans	28 avril 1852	15 juin 1852	1 mois 1|2	8 jours	15 octobre 1852	
6	MARCHAND (Auguste)	31 ans	4 ans	5 novembre 1852			5 jours	. . . .	Ce malade est rentré, peu de temps après sa sortie, dans l'un des services de l'hôpital, avec une prétendue récidive de sa mentagre. Mais je soupçonne qu'il aura, à dessein, provoqué une nouvelle éruption pustuleuse, afin de se ménager un moyen de rester plus longtemps à l'hôpital.
7	PICARD	50 ans	6 mois	3 mai 1852	28 mai 1852	25 jours	2 jours		
8	LEFORT (Michel)	34 ans	18 mois	1er juillet 1853	19 juillet 1853	18 jours	3 jours		
9	GUIARD (Victor)	23 ans	16 mois	15 juillet 1853	24 juillet 1853	9 jours	3 jours	30 juillet 1853	
10	RIVIÈRE	33 ans	8 ans	23 décembre 1853	13 janvier 1854	20 jours	3 jours		
11	LELOUIS (Pierre)	46 ans	6 mois	13 mai 1853	. . . .	. . . .	. . .	. . . .	Il a irrégulièrement suivi le traitement. Guéri, non constaté.

Nº d'ordre.	Noms & Prénoms.	Âge du malade.	Âge de la maladie.	Date de l'entrée à l'hôpital ou de l'admission au dispensaire.	Date de la sortie de l'hôpital ou de la fin du traitement.	Durée du séjour à l'hôpital.	Durée du traitement de la teigne.	Époque de la constatation de la guérison.	Traitements antérieurs. Observations.
12	GIGLEUX (Antoine)	45 ans	20 ans	13 mai 1853	. . . . . .	. . .	. . .	. . . . . .	Guéri, non constaté.
13	DUPUIS (Etienne)	53 ans	6 semain⁰ˢ	4 juin 1853				15 mars 1854	
14	GROS (Joseph)	54 ans	2 ans	11 juin 1853	. . . . . .	. . .	. . .	. . . . . .	Six mois dans le service de M. Devergie.
15	KOBUS	33 ans	6 mois	25 juin 1853				13 mars 1854	
16	JOSSET (Louis)	30 ans	5 mois	13 août 1853				15 mars 1854	
17	DURIN (Adolphe)	43 ans	2 ans 1|2	13 août 1853				15 mars 1854	
18	BLANCHARD	25 ans	6 mois	25 août 1855	. . . . . .	. . .	. . .	. . . . . .	A suivi très irrégulièrement le traitement. Il est entré dans le service de M. Hardy.
19	BOUTEL	22 ans	18 mois	8 septembre 1853				15 février. . 1854	Trois mois et demi dans le service de M. Hardy.
20	PETIT (Moïse)	62 ans	2 mois	24 septembre 1853	. . . . . .	. . .	. . .	. . . . . .	Guéri, non constaté.
21	DEPUILLE (Simon)	32 ans	5 mois	4 novembre 1853	. . . . . .	. . .	. . .	. . . . . .	Guéri, non constaté.
22	PAGOU	44 ans	2 mois	25 novembre 1853				15 mars 1854	
23	MARIN (Victor)	30 ans	8 ans	2 décembre 1853	. . . . . .	. . .	. . .	. . . . . .	Guéri, non constaté.
24	ALLARD (Désiré)	42 ans	2 ans	9 décembre 1853				15 mars 1854	
25	BOUCHER (Jean-Baptiste)	51 ans	1 mois 1|2	9 décembre 1853				15 mars . . 1854	Complication d'eczéma.
26	QUESNET	28 ans	12 ans	21 janvier 1854				15 mars 1854	
27	BRUAT (François)	32 ans	1 an	28 janvier 1854	. . . . . .	. . .	. . .	. . . . . .	Guéri, non constaté. Un mois dans le service de M. Hardy.
28	BOUVY	30 ans	3 mois	3 février 1854	. . . . . .	. . .	. . .	. . . . . .	Guéri, non constaté.

N° d'ordre.	Noms & Prénoms.	Age du malade.	Age de la maladie.	Date de l'entrée à l'hôpital ou de l'admission au dispensaire.	Date de la sortie de l'hôpital ou de la fin du traitement.	Durée du séjour à l'hôpital.	Durée du traitement de la teigne.	Époque de la constatation de la guérison.	Traitements Antérieurs. Observations.
29	JACOB (Jean)	28 ans	4 mois	10 février 1854	. . . .	. . .	. . .	. . . .	Guéri, non constaté.
30	PRUDHOMME	45 ans		26 octobre 1853				10 mars 1854	
31	PERROT (Joseph)	43 ans	1 an	3 mars 1854	. . . .	. . .	. . .	. . . .	Guéri, non constaté.
32	MILET (Antoine)	26 ans	5 semain"	3 mars 1854					
33	MASSET (Jean-François)	61 ans	1 mois	17 mars 1854	. . . .	. . .	. . .	. . . .	Guéri, non constaté.
34	VAAST	44 ans	8 mois	17 mars 1854					
35	HALLOT (Edouard)	27 ans	3 ans	18 mars 1854	. . . .	. . .	. . .	. . . .	Dans le service de M. Gibert pendant un mois, et dans le service de M. Cazenave pendant deux mois et demi.
36	MERLET (Simon)	54 ans	1 mois	25 mars 1854					
37	PEUVRIER	30 ans	3 mois	4 janvier 1854	13 janvier 1854	9 jours	2 jours	. . . .	Guéri.
38	GIRARD	24 ans	6 mois	6 janvier 1854	20 janvier 1854	14 jours	2 jours		
39	SOUMER (Jean-Baptiste)	44 ans	2 mois	17 janvier 1854	10 mars 1854	1 mois 23 jours	3 jours	10 mars 1854	
40	FOURNA (Joseph)	35 ans	1 an	8 février 1854	17 mars 1854		8 jours		
41	CHATEAU	30 ans	4 mois	16 janvier 1854					
42	FOURNIER	32 ans	8 mois	24 février 1854	24 mars 1854				
43	MERCIER (Jean-Baptiste)	31 ans	2 ans	3 mars 1854	17 mars 1854	14 jours	3 jours		
44	ALLELY	24 ans	6 mois	7 mars 1854			7 jours		
	HOUPIN (Michel)	30 ans	3 mois	31 mars 1854					
	GUAY (Louis)	27 ans	3 mois 1|2	4 avril 1854					

N° d'ordre.	Noms & Prénoms.	Age du malade.	Age de la maladie.	Date de l'entrée à l'hôpital ou de l'admission au dispensaire.	Date de la sortie de l'hôpital ou de la fin du traitement.	Durée du séjour à l'hôpital.	Durée du traitement de la teigne.	Époque de la constatation de la guérison.	TRAITEMENTS ANTÉRIEURS. *Observations.*
	DAVID (Lévy)	24 ans	6 mois	28 avril 1854					
	URSET (Étienne)	53 ans	15 ans	5 mai 1854					
	BARAILLE (Jacques)	24 ans	6 mois	9 mai 1854					
	BASS (Joseph)	25 ans	4 mois	26 mai 1854					
	MÉRIT (Réné)	30 ans	18 mois	26 mai 1854					
	SCHNELLE (Paul)	38 ans	11 ans	9 juin 1854					

RÉSUME

Déductions de ce relevé statistique.

202 malades ont été traités suivant notre méthode, soit au pavillon Saint-Mathieu dans l'intérieur de l'Établissement, soit au dispensaire ou traitement externe.

Ces 202 malades sont ainsi répartis :

128 malades traités dans l'hôpital,

74 au dispensaire.

202

Ce chiffre 202 se décompose de la manière suivante :

122 Favus.	93 (Hommes.) 29 (Femmes.)
28 Teignes tondantes.	25 (Garçons.) 3 (Filles.)
4 Teignes achromateuses.	(Hommes.)
3 Teignes décalvantes.	2 (Femmes.) 1 (Homme.)
44 Mentagres.	

TOTAL. 202

Pour avoir un tableau statistique complet, il eût fallu recueillir l'histoire complète de tous nos malades. Cela eût demandé trop de temps et n'a pas été fait ; mais nous avons noté avec soin le sexe, l'âge des malades, l'ancienneté de la maladie, l'époque des admissions, la durée du séjour à l'hôpital, la durée du traitement de la teigne et les traitements antérieurs. Ce sont là, il nous semble, les points sur lesquels les documents recueillis offrent le plus d'intérêt pour les Médecins et sont le plus utiles à connaître pour l'appréciation de notre méthode de traitement. Voyons donc ce que la statistique nous apprend sur chacune de ces données.

SEXE.

Je dois avant tout faire une observation, c'est que pour établir le rapport proportionnel des sexes, les chiffres ne sont valables qu'autant qu'ils s'appliquent aux malades du dispensaire, attendu que le nombre excessivement restreint de lits de femmes, dont il nous est possible de disposer, ne nous a pas permis d'admettre toutes les femmes atteintes de teigne, qui se sont présentées, demandant à entrer dans nos salles.

Or, voici la répartition des malades admis au dispensaire :

40 Favus.
$\left\{\begin{array}{l}\text{27 (Hommes).}\\\text{13 (Femmes).}\end{array}\right.$

19 Tondantes.
$\left\{\begin{array}{l}\text{17 (Hommes).}\\\text{ 2 (Femmes).}\end{array}\right.$

15 Mentagres.

En ne tenant compte que des favus et des tondantes, laissant de côté les mentagres, on a le rapport ci-après :

44 teignes. (Hommes.)
15 teignes. (Femmes.)

On voit par ces chiffres que la teigne attaque de préférence le sexe masculin. La proportion des garçons a été plus du double de celle des filles. L'explication de cette différence se trouve facilement dans la différence des habitudes des deux sexes, et fournit une nouvelle preuve à l'appui de la contagion de la maladie. Les filles qui restent plus souvent à la maison, la tête couverte d'un bonnet, y sont moins exposées que les garçons toujours dehors, élevés en commun, la tête nue, se coiffant volontiers de la casquette d'un camarade, sans s'inquiéter s'il est malade ou non.

AGE.

Il importe de bien distinguer l'âge des malades quant à l'époque de leur admission à l'hôpital et l'âge des malades quant à l'époque du développement de leur maladie. Or, voici ce que nous apprend la statistique :

Favus.
$\left\{\begin{array}{l}\text{12 ans 1/2. Moyenne de l'âge à l'époque du traitement.}\\\text{5 ans 1/2. Moyenne de l'âge à l'époque de la contagion.}\end{array}\right.$

Tondantes.
$\left\{\begin{array}{l}\text{8 ans, 1 mois. Moyenne de l'âge à l'époque du traite-}\\\text{ment.}\\\text{7 ans, 2 mois. Moyenne de l'âge à l'époque de la conta-}\\\text{gion.}\end{array}\right.$

Mentagres.	{ 36 ans, 9 mois. Moyenne de l'âge à l'époque du traitement. 34 ans. Moyenne de l'âge à l'époque de la contagion.
Achromateuses.	35 ans 1/2. Age moyen.
Décalvantes.	27 ans. Age moyen.

Il suit de là que :

Le favus est une maladie de l'enfance et de la jeunesse ;

La teigne tondante une maladie de l'enfance ;

Les teignes achromateuse et décalvante des maladies de l'adolescence et de l'âge mûr ;

La mentagre, généralement, une affection de l'âge mûr.

Il suit de là, aussi, qu'une période de sept années sépare, dans la teigne faveuse, l'époque de la contagion de l'époque à laquelle les malades viennent sérieusement réclamer les secours de l'art, tandis que dans la teigne tondante, cette même période n'est que de dix mois. — A quoi tient cette différence? Serait-ce que la teigne faveuse inspire moins d'effroi, moins de dégoût que la teigne tondante. — Non, sans doute : elle en inspire davantage ; mais la dernière se montre généralement dans une classe de la société plus aisée, où les parents ont plus de soin, plus de souci de la santé de leurs enfants. D'un autre côté, le favus est souvent considéré comme une affection incurable, ou bien il est confondu avec les gourmes, et, dans l'un et l'autre cas, abandonné aux soins de la nature, tandis que la teigne tondante, prise assez communément pour une dartre, éveille davantage la sollicitude des parents.

Le sexe modifie l'âge de la manière suivante :

FAVUS (Hommes).

4 ans, 22. Age de la contagion.

7 ans, 05. Age de l'admission dans les hôpitaux.

FAVUS (Femmes).

6 ans, 55. Age de la contagion.

12 ans, 32. Age de l'admission dans les hôpitaux.

Il suit de là que les garçons gagnent la teigne plus tôt que les filles, et que les filles la gardent volontairement plus longtemps que les garçons.

TONDANTES (Hommes).

8 ans, 32. Age de l'admission dans les hôpitaux.
7 ans, 15. Age de la contagion.

TONDANTES (Filles).

6 ans, 50. Age du traitement et de l'admission.
6 ans. » Age de la contagion.

ANCIENNETÉ ou AGE de la MALADIE.

Favus. — 7 ans. (Age moyen de la maladie.)
Tondante. — 10 mois.   (*Idem.*)
Mentagre. — 2 ans, 9 mois. (*Idem.*)
Achromateuse. — 6 ans, 4 m. (*Idem.*)
Décalvante. — 1 an, 9 mois. (*Idem.*)

ÉPOQUE des ADMISSIONS.

	1852.	1853.	1854.	total pour le mois.
Janvier	4	2	7	13
Février	1	3	5	9
Mars	4	2	10	16
Avril	2	2	»	4
Mai	6	4	»	10
Juin	»	4	»	4
Juillet	»	4	»	4
Août	1	4	»	5
Septembre	5	6	»	11
Octobre	3	3	»	6
Novembre	2	8	»	10
Décembre	»	1	»	1

Si nous retranchons les malades admis en 1854, année qui n'est pas complète, nous trouvons un total de 71 malades, ainsi répartis :

Janvier.	6
Février.	4
Mars.	6
Avril.	4
Mai.	10
Juin.	4
Juillet.	4
Août.	5
Septembre.	11
Octobre.	6
Novembre.	10
Décembre.	1
Total.	71

Ce qui ressort évidemment de ce tableau c'est que les teigneux arrivent aux hôpitaux plus particulièrement au printemps et à l'automne, parce que, sans doute, à ces époques de l'année, le végétal qui constitue la teigne croît avec plus d'activité et engage les malades à chercher un remède contre leur hideuse maladie.

DURÉE DU SÉJOUR A L'HÔPITAL.

La durée moyenne du séjour des malades à l'hôpital est bien différente, suivant les diverses catégories de teignes que nous avons établies. Généralement, pour toutes les teignes, et même pour la mentagre, elle dépasse de beaucoup les limites du temps, qui sera ultérieurement nécessaire pour la guérison de ces sortes d'affections. La raison en est, non seulement dans le perfectionnement que nous apportons chaque jour au nouveau traitement, mais encore, et surtout dans cette circonstance, que jusqu'à présent nous avons gardé six semaines, deux mois et plus après guérison les malades à l'hôpital pour nous assurer qu'aucune récidive n'était à craindre. Une autre raison contribue encore à augmenter la durée moyenne du séjour à l'hôpital, c'est la coïncidence avec la teigne d'un autre état morbide, la scrofule par exemple. Des maladies incidentes comme les fièvres éruptives, la fièvre typhoïde, etc., concourent évidemment aussi à prolonger la durée du séjour des malades à l'hôpital. Enfin, nous avons souvent trouvé, dans le mauvais vouloir des parents, qui croyaient leurs enfants définitivement placés, en raison de l'incurabilité supposée de leur mal, une cause de la prolongation de ce séjour.

Depuis que le dispensaire est établi, la moyenne du séjour est considérablement diminuée. C'est ainsi que nous voyons des enfants atteints de teigne entrer à l'hôpital après avoir, au préalable, reçu des soins pendant un mois, six semaines, au dispensaire. Ils ne restent à l'hôpital que vingt-cinq jours, un mois, six semaines, etc.

Les soixante favus qui ont été traités complétement dans l'hôpital, en 52-53, nous donnent, comme moyenne de la durée du séjour, *cinq mois.*

Les teignes tondantes ont presque toutes été traitées au dispensaire, et quant à la mentagre, la durée moyenne du séjour des malades atteints de cette maladie est tellement arbitraire, que faire connaître la durée moyenne du séjour de nos mentagreux ne serait d'aucune utilité et pourrait même engager dans une voie erronée.

DURÉE DU TRAITEMENT DE LA TEIGNE.

La durée du traitement de la teigne n'a rien de fixe, rien de régulier. Elle varie suivant le sexe, plus longue chez la femme que chez l'homme ; suivant l'âge de la maladie, plus longue, toutes choses égales d'ailleurs, que l'affection est plus invétérée (une seule épilation suffit dans quelques teignes récentes et peu étendues ; — quatre et cinq épilations sont souvent nécessaires dans les vieux favus de tout le cuir chevelu, qui datent des premières années de la vie). — Elle varie suivant l'espèce de teigne : instantanée dans certaines formes de la mentagre, elle ne dure que le temps de l'épilation. Dans quelques variétés de favus et de teignes tondantes, on la voit se prolonger pendant plusieurs mois.

Nous ne renvoyons, en général, nos malades, que six semaines, deux mois après la dernière épilation, temps nécessaire à la nouvelle pousse des cheveux. De la durée moyenne du séjour à l'hôpital, il faut donc d'abord retrancher cette période de temps où l'on ne fait absolument rien que d'administrer les soins les plus vulgaires de propreté, qui pourraient parfaitement bien être donnés aux enfants dans leur famille.

Nous avons cherché quelle avait été la durée moyenne du traitement pour soixante-six favus traités dans nos salles : nous avons trouvé *trois mois vingt jours.* Nous en exceptons, bien entendu, les favus, qui entraient dans notre service, après avoir reçu, pendant plus ou moins de temps, des soins au traitement externe. Chez ces derniers, en effet, la durée moyenne du séjour n'est peut-être pas de deux mois.

CONSTATATION DES GUÉRISONS.

Pour affirmer la guérison radicale de la teigne, il ne suffit pas, comme on l'a dit, que le cuir chevelu ait perdu toute sa rougeur morbide, il faut encore que les cheveux repoussés aient un aspect franc et parfaitement normal. Il faut, de plus, qu'un espace de cinq à six mois se soit écoulé, et que, pendant cet intervalle, le favus n'ait eu aucune tendance à se reproduire. Si même, après la guérison, la tête du teigneux est constamment tourmentée, brossée, lavée, pommadée plusieurs fois par jour, et, qu'après trois ou quatre mois, on vienne tout-à-coup à cesser complètement ces soins exagérés, négligeant même l'hygiène la plus ordinaire de la tête, il pourra bien survenir, sur le cuir chevelu, çà et là, de petits godets faviques, pour peu que, pendant la cure, tout le germe du favus n'ait pas été détruit dans sa racine.

Nos constatations ont, en général, eu lieu dans le cours de l'année qui a suivi ces six mois d'épreuve.

En faisant le relevé de ces constatations, nous arrivons aux chiffres que voici :

35 favus (Hommes) sur 93.

6 favus (Femmes) sur 29.

14 tondantes (Garçons) sur 25.

1 tondante (Fille) sur 3.

16 mentagres sur 44.

2 achromateuses sur 4.

1 décalvante sur 3.

Le temps a donc sanctionné la guérison radicale et définitive de quarante et un favus et de quinze teignes tondantes. Chaque jour augmentera cette proportion, puisqu'à l'heure qu'il est, sur nos quatre-vingts-treize favus (hommes), nous en comptons soixante-huit parfaitement guéris et depuis longtemps déjà. Si nous n'en portons que quarante et un constatés, c'est, ou bien qu'il nous a été impossible de revoir nos malades de la province, ou que le temps écoulé depuis la fin du traitement jusqu'à l'époque actuelle, ne nous a pas paru suffisamment long.

DES TRAITEMENTS ANTÉRIEURS.

La plupart de nos malades avaient subi divers traitements avant de s'adresser à nous. Je n'ai pas cru qu'il fût utile de noter tous ces traitements. J'ai cru devoir passer sous silence les remèdes empiriques, les pommades, les lotions, les traitements internes les plus variés, etc. L'attention ne pouvait se porter sur tous ces traitements bizarres qui, en définitive, sont jugés d'avance par les hommes compétents ; mais, il y avait pour nous quelque chose de plus essentiel à faire sortir des antécédents de nos malades :

1° Au point de vue de la comparaison à établir entre notre méthode et les autres méthodes curatives, de connaître combien avaient été antérieurement traités par la calotte, l'épilation simple, le traitement MAHON ;

2° Au point de vue des intérêts de l'administration de savoir combien de temps les malades avaient pu séjourner dans les hôpitaux avant de venir réclamer nos soins.

Or, voici ce que nous apprend notre état statistique :

19 favus avaient été traités sans succès par les frères MAHON,

1. — Auvry.
2. — Grillion.
3. — Laslier.
4. — Lacour (Alexandre).
5. — Poncelet.
6. — Cuvelier.
7. — Aubry (Jean).
8. — Delalanne (Louis).
9. — Guillemard.
10. — Perroche.
11. — Pronteau.
12. — Muller.
13. — Grosset.
14. — Ledieu (Charles).
15. — Coste (Hippolyte).
16. — Legay (Napoléon).
17. — Jeannot (Auguste).
18. — Lelièvre (Joséphine).
19. — Durin (Maria).

1 teigne tondante avait aussi été traitée par les frères Mahon.

4 favus avaient inutilement, et à diverses reprises, subi l'application de la calotte. L'un de ces malades avait eu, à lui seul, vingt-cinq fois la calotte (Berthier Hippolyte).

Perroche avait été épilé pendant six mois dans le service de M. Bouvier, à l'hôpital des Enfants.

Louis-Hyacinthe Découdin était resté pendant un an dans le service de M. Devergie à l'hôpital Saint-Louis. — Aubry pendant 11 mois dans le service de M. Cazenave. Ledieu pendant 4 mois dans le service de M. Cazenave. — David (Émile) pendant 18 mois dans le service de M. Cazenave. — Marie Fontaine 6 mois dans le service de M. Hardy. — Grillion, Delalanne, Auvry, Cuvélier pendant 6 et 8 mois dans notre propre service avant l'emploi de la nouvelle méthode, etc.

L'objection qu'on nous adresse d'être juge et partie dans notre propre cause, en recevant nous-même les malades et constatant nous-même leur guérison; objection qui, en définitive, ne reposerait que sur l'ignorance ou la mauvaise foi, ne se trouve-t-elle pas détruite par la connaissance des faits. Ces 19 favus traités par les Mahon, ces affections du cuir chevelu, qui font, en pure perte, un séjour d'un an à 18 mois, à l'hôpital Saint-Louis, dans les divers services médicaux de cet hôpital : — ne sont-ce donc pas des teignes ? [1]

<hr>

DE QUELQUES FAITS EXCEPTIONNELS

Qui peuvent donner une apparence d'insuccès à la Nouvelle Méthode.

<hr>

Des 122 favus qui figurent sur notre état statistique nous ne connaissons que 3 cas où il y ait eu récidive Il est utile de donner un mot d'explication pour chacun d'eux.

Le 1er fait est celui d'Oscar Laslier. Ce malade est un des premiers sur lesquels nous avons fait l'application de notre traitement. Atteint d'une teigne invétérée qui avait résisté trois fois au traitement des Mahon, il n'avait été chez nous épilé que deux fois. —

---

[1] MM^{rs} Hardy et Cazenave ont dernièrement admis quelques malades à notre traitement externe ; ils auront à constater leur guérison.

Pendant un an, la guérison ne s'est pas démentie. Livré de nouveau au vagabondage, couchant souvent à la belle étoile et probablement mis encore en contact avec des teigneux, Laslier s'est vu repris de son porrigo. Est-ce bien là une récidive, n'est-ce pas plutôt une nouvelle contagion? Quoiqu'il en soit, rentré dans notre service, Laslier a déjà été épilé 3 fois. — Il est de nouveau guéri et j'espère qu'à l'avenir il pourra même impunément s'exposer à la contagion.

Le 2me fait est celui de Gennerat qui n'est resté en traitement que six semaines environ. Ce petit malade a été imparfaitement épilé, à deux reprises, et privé de tous soins après sa sortie de l'hôpital. — 2 mois à peine s'étaient écoulés que 3 ou 4 godets reparaissaient sur la partie antérieure de la tête. C'est bien là évidemment une récidive, mais peut-être n'eût-elle pas eu lieu si pendant 5 ou 6 mois, après la sortie de l'hôpital, on eût maintenu propre et pommadé la tête de Gennerat. Cet enfant subira de nouveau 3 épilations partielles et sera à tout jamais guéri. [1]

Joseph Pilliot est le 3me fait qui demande une explication. Cet enfant naturellement sale, adonné à l'onanisme, est un espèce de *fumier*, si je puis m'exprimer ainsi, sur lequel le champignon du favus germe et pousse avec la plus étonnante facilité. Il est depuis 2 ans dans notre service et nous ne sommes peut-être pas encore arrivé à une *transformation complète du milieu* ou si l'on aime mieux à une modification générale du tégument externe, qui prévienne toute reproduction ultérieure du favus. Voici en deux mots l'histoire de Pilliot.

Après 2 ou 3 épilations générales du cuir chevelu, notre petit malade a été guéri de son favus de la tête. On l'avait en même temps débarrassé des godets faviques qu'il portait sur le nez, les oreilles et diverses parties de la figure. Quelque temps après sa guérison il fut pris de rougeole et à la suite de cette fièvre, éruption nouvelle et générale de favus. Traité une seconde fois comme la première il guérit encore, mais bientôt un herpès circiné se montre sur la figure, le col, la poitrine, le ventre et les membres. Toutes les plaques herpétiques, au bout de quelque temps, sont, dans une même nuit, couvertes de champignons faviques. Pilliot est littéralement couvert de champignons : il y en a sur les sourcils, les cils, les oreilles, dans l'intérieur des conduits auditifs, sur le

---

[1] Gennerat avait été traité pendant deux ans, au dire des parents, par les frères Mahon. Nous avons revu cet enfant depuis sa sortie de l'hôpital ; il est, aujourd'hui, définitivement guéri. Ainsi 20 de nos teigneux avaient été antérieurement soignés par le procédé Mahon.

ventre, les aisselles partout en un mot, excepté sur le gland, la paume des mains, la plante des pieds. Je fais épiler de nouveau le cuir chevelu, les cils, les sourcils et généralement toutes les parties velues du corps. — Aujourd'hui l'état est meilleur qu'il n'a jamais été. La tête est guérie; les cheveux, les cils et les sourcils ont repoussé et sont parfaitement sains. Chose étonnante! Ce qui résiste le plus et ce qui résiste seul à l'heure qu'il est, c'est le corps. On en conçoit la raison par la difficulté d'épiler un duvet que la pince saisit avec peine. PILLIOT est retourné chez sa mère où il se trouvera dans les plus déplorables conditions hygiéniques; mais nous ne le perdrons pas de vue. C'est un sujet qui nous intéresse trop au point de vue scientifique.

Ce petit malade nous conduit naturellement à dire quelques mots de la contagion et de la nécessité d'isoler, dans les hôpitaux, les malades entrants, ceux qui ont la tête encore toute couverte de croûtes, de les séparer des malades en traitement.

La teigne est une affection essentiellement contagieuse. Personne n'en doute aujourd'hui. On la reproduit par l'inoculation. Des sujets parfaitement exempts de maladies du cuir chevelu l'ont gagnée dans nos salles par suite du voisinage des teigneux; mais de tous les sujets, ceux qui sont le plus disposés à la contracter ce sont ceux qui en sont à peine guéris.

Pour obvier à cet inconvénient, du moins en partie, j'ai combiné les avantages du dispensaire avec ceux de l'hôpital. On commence par donner les premiers soins au dispensaire. Là, on nettoie le malade, on le baigne, on lotionne sa tête, on détruit avec un solutum parasiticide toutes les productions extérieures de la teigne. On lui recommande de faire tomber les croûtes par des applications de cataplasmes en rentrant chez lui. On le frictionne avec l'huile de Cade et, enfin, on commence l'épilation. Il n'est admis à l'hôpital que quand on n'a plus à redouter, pour ses voisins, une véritable atmosphère contagieuse.

Malheureusement, les choses ne se passent pas toujours ainsi. Les agents de l'autorité amènent parfois, dans nos salles, des teigneux vierges de tout traitement et surtout *vierges de tout soin de propreté*. Ces teigneux n'ont pas d'asile; ils ont été pris en vagabondage et deviennent, pour nos convalescents, un contact des plus dangereux. Qu'on se représente maintenant un sujet aussi disposé à recevoir la semence de la teigne que le jeune PILLIOT et l'on comprendra facilement comment il se fait que nous ayons eu tant de peine à le guérir.

Je crois qu'il est urgent, MONSIEUR LE DIRECTEUR, d'avoir, dans l'hôpital et aussi éloignée des salles que possible, une chambre où de pareils malades seraient tenus isolés pendant quelques jours, jusqu'à ce qu'on les eût mis en état de pouvoir être admis dans les salles sans nuire à leurs voisins.

Deux malades atteints de mentagre, après avoir été traités par notre méthode, sont entrés dans le service de M. Hardy, comme affectés de récidive. Je soupçonne que l'un de ces malades, au moins, a provoqué artificiellement le retour de sa mentagre pour avoir une occasion de prolonger son séjour à l'hôpital. Quant au second il n'est venu que très-irrégulièrement au dispensaire.

Ce qu'il y a de certain, c'est qu'au traitement externe nous avons trouvé quelques mentagres rebelles. J'en ai moi-même traité quelques-unes en ville, qui n'ont pas paru céder à une seule épilation. Au pavillon Saint-Mathieu, toutes nos mentagres ont été guéries instantanément par une seule épilation bien faite. J'ai gardé les malades, dans le service, 6 semaines après guérison : aucune pustule ne s'est reproduite. A quoi peut tenir cette différence ? — sans nul doute, à la permanence des causes, qui, chez les sujets que l'on traite en ville ou qui viennent au dispensaire, entretient la permanence des effets.

Enfin, je ne dois pas taire qu'une de nos malades, atteinte de teigne tondante, Maria Flicoteaux a cessé de venir à notre dispensaire pour suivre le traitement des frères Mahon. Cette enfant nous avait été amenée par les Dames du Couvent où elle se trouvait en pension. La mère de cette enfant ayant appris ce qui se passait, a conduit sa fille qui n'était venue que 3 ou 4 fois à notre pansement, chez les Mahon rue du Pas-de-la-Mule. Nous aurions passé sous silence un fait aussi insignifiant, si M. Mignot, représentant des Mahon à l'hôpital Saint-Louis n'avait cru devoir le signaler et encore mieux le donner comme un échec de notre traitement des teignes. On voit à quoi cela se réduit.

Telles sont, Monsieur le Directeur, les déductions de notre relevé statistique.

Je puis affirmer, maintenant, en toute certitude qu'aucune méthode de traitement des teignes ne saurait être comparée à la nôtre.

1° Sous le rapport des *succès* : guérison de toutes les teignes (à part 3 ou 4 faits exceptionnels) admises à l'hôpital ou traitées au dispensaire pendant le cours des années 1852, 1853.

2° Sous le rapport du *rétablissement intégral des parties affectées :* notre méthode ne compromet en rien la chevelure. — Les cheveux sont au contraire plus fournis et plus beaux après la guérison. Il en est tout autrement à la suite des guérisons obtenues par la calotte et même par le traitement MAHON. La tête après ces traitements, est souvent sillonnée de parties cicatricielles, complétement dénuées de cheveux.

On conçoit, en effet, que n'employant aucun agent irritant après l'épilation, nous ne déterminions dans les follicules pileux aucune inflammation adhésive capable d'en oblitérer les conduits. Un seul fait viendrait nous contredire, c'est celui d'une jeune fille (Delphine GAY), guérie par nous d'un favus invétéré, et sur la tête de laquelle les cheveux, après guérison, n'étaient pas aussi fournis qu'avant l'application du traitement ; mais ce fait confirme plutôt ce que nous avancons. On nous avait beaucoup vanté les bons effets du papier chimique dans le traitement de la teigne, autant comme modificateur de la peau que comme moyen propre à préserver les parties malades de l'action d'une atmosphère contagieuse. Nous avons voulu essayer cet agent. — Après la première épilation, une feuille de papier chimique a été appliquée sur la tête de Delphine GAY : elle y a bientôt provoqué une éruption confluente de pustules, une inflammation vive, qui ont sans doute amené l'oblitération d'un certain nombre de conduits folliculaires. Nous avons dû bien vite renoncer à l'emploi de cet agent emplastique.

3° Sous le rapport de la *durée du traitement* : aucune ne guérit aussi vite que la nôtre ;

4° Sous le rapport des *dépenses* : notre méthode offre encore pour l'Administration un avantage réel. Le séjour des malades à l'hôpital sera moins prolongé. Chaque guérison de teigne, au dispensaire, ne reviendra pas, pour les frais médicamenteux, à plus de 1 fr. 25 [1], et ce prix pourrait être encore notablement réduit en ne donnant de pommades qu'aux personnes dénuées de toutes ressources. Les teignes tondantes s'observent en général dans une classe moins nécessiteuse. On pourrait fort bien se passer de délivrer gratuitement les médicaments qui sont nécessaires pour la cure de ces dernières affections. J'en dirai autant des mentagres.

---

[1] Prix de revient des Teignes traitées au dispensaire.

Le dispensaire, établi en dehors de l'hôpital, a non-seulement d'immmenses avantages pour l'Administration, en diminuant le nombre des admissions dans les hôpitaux ; mais il peut encore devenir une école d'enseignement pratique où les Médecins et les personnes charitables pourront puiser d'utiles leçons et apprendre à guérir une maladie qui, trop longtemps regardée comme incurable, est restée confiée à des mains empiriques. Oserais-je dire que déjà plusieurs Médecins distingués, parmi lesquels je citerai notre savant et honorable collègue M. LEGENDRE, nous ont fait l'honneur d'assister à notre traitement externe. Une dame charitable et dévouée, Mlle DE RAMBUTEAU, qui a fondé dans son pays, un hôpital qu'elle dirige elle-même, est venue s'instruire auprès de nous et apprendre à pratiquer l'épilation.

Quoique simple et facile la nouvelle méthode est mal comprise et mal appliquée par les Médecins qui ont voulu la mettre en usage. Nous ne saurions trop recommander aux personnes qui ont envie d'employer notre traitement, d'assister à quelques séances . du dipensaire et de s'y exercer à l'épilation.

Les teignes sont très-répandues en France. — Ce sont des affections très-communes. J'ai la conviction que notre traitement contribuera à en diminuer le nombre, mais si la surveillance dans les écoles était plus sévère, si les sujets atteints étaient immédiatement renvoyés chez leurs parents, le mal se propagerait beaucoup moins et ferait beaucoup moins de victimes. — Des sujets guéris retournent à l'école ; ils y retrouvent souvent encore les mêmes élèves, qui les ont déjà une fois contagionnés et qui leur communiquent de nouveau la même maladie.

Il arrive même quelquefois que les parents ne veulent pas faire soigner leurs enfants atteints de teigne. Les uns espèrent qu'en raison de l'incurabilité de leur mal on pourra les placer définitivement dans un hospice. — D'autres, et nous en connaissons, comptent sur cette affection pour faire exempter leurs fils du service militaire. Ils attendent pour les faire traiter qu'ils aient satisfait à la loi du recrutement. Ne serait-il pas temps de rayer la teigne des affections incurables et désormais de ne plus la compter parmi les cas d'exemptions ? La grande majorité des enfants et des jeunes gens atteints de la teigne sont bien constitués et pourraient faire d'excellents soldats.

Je ne puis terminer, Monsieur le Directeur, sans rendre hommage au dévouement et au zèle de Mr Deffis, qui m'a aidé de ses bons conseils et prêté généreusement son concours dans l'accomplissement d'une tâche aussi difficile que pénible.

J'ai l'honneur d'être, avec un profond respect,

Monsieur le Directeur,

Votre très‑humble et très‑obéissant

serviteur,

Er. BAZIN,

Médecin à l'Hôpital Saint-Louis.

Avril 1854.